ABDOMINAUX - ÉTIREMENTS - CORDE À SAUTER - CARDIO -

PROGRAMMES
PROGRESSIFS

EN FORME !

GAINAGE, RENFORCEMENT MUSCULAIRE, ABDOMINAUX, EXERCICES DE CORDE, ÉTIREMENTS, CARDIO,
5 MINUTES DE CORDE À SAUTER PAR JOUR POUR : PERDRE DU POIDS, AVOIR UN VENTRE PLAT, ENTRETENIR SON CARDIO...

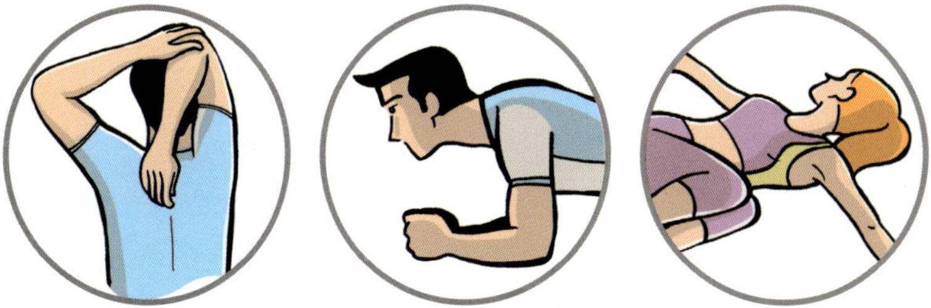

SOMMAIRE

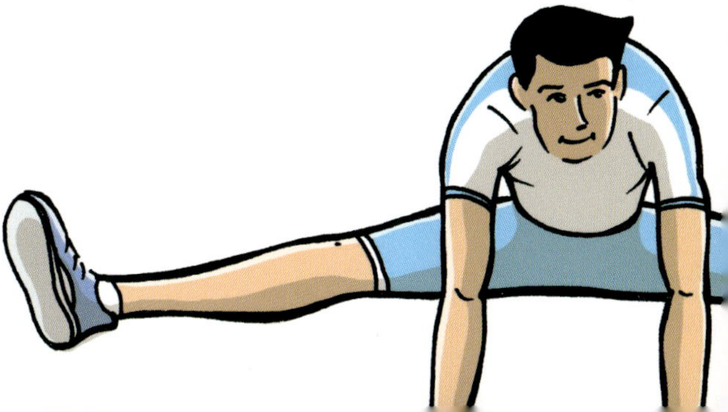

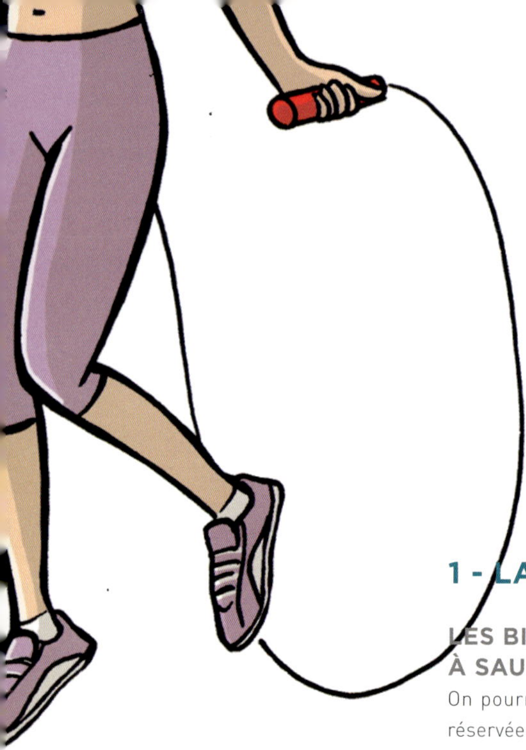

1 - LA CORDE À SAUTER

LES BIENFAITS DE LA CORDE À SAUTER

On pourrait penser que la corde à sauter est réservée aux enfants ou aux sportifs, comme les boxeurs. Avec des conseils simples et professionnels, un programme adapté à votre niveau et un équipement sportif approprié, la corde à sauter est un sport accessible à tout le monde et à tous les âges.

Connaissez-vous réellement les bienfaits de ce sport ?
La corde à sauter est un sport qui associe l'entraînement cardio-vasculaire au renforcement musculaire. Il va solliciter le travail du cœur et de l'ensemble des muscles du corps (aussi bien le haut du corps, que la sangle abdominale et le bas du corps).
C'est un sport idéal pour tonifier et affiner son corps : le ventre est plus plat, les jambes plus légères.
La pratique de la corde à sauter a un impact significatif sur l'équilibre du corps : vous vous sentirez plus léger, plus fluide dans vos mouvements, et surtout vous aurez un meilleur maintien de la colonne vertébrale (donc moins de douleurs dorsales).
Mais c'est aussi un sport ludique, qui vous permettra de mincir sans vous en rendre compte.
En complétant avec des exercices de renforcement musculaire, vous allez pouvoir redessiner votre silhouette en quelques semaines.

Pour finir, la corde à sauter peut s'emporter partout : petite et légère, vous pouvez la mettre dans votre sac sans qu'elle prenne beaucoup de place. En vacances, en week-end et même pendant votre pause déjeuner, plus d'excuses pour ne pas faire un peu de sport. Quelques minutes suffisent pour des résultats visibles.

Sachez que la pratique de la corde à sauter permet de dépenser plus d'énergie que certains sports comme la course à pied ou la musculation.
Voici un tableau récapitulatif du nombre de calories brûlées (kcal) pendant 1 heure de sport (les plus pratiqués).

SPORT (1 heure)	**Personne de 60 kg**	**Personne de 70 kg**	**Personne de 85 kg**
Corde à sauter (allure modérée)	590 kcal	704 kcal	863 kcal
Course à pied (8 km/h)	472 kcal	563 kcal	690 kcal
Cyclisme loisir	236 kcal	281 kcal	345 kcal
Cours de fitness en salle	354 kcal	422 kcal	518 kcal
Musculation en salle	354 kcal	422 kcal	518 kcal
Natation loisir	354 kcal	422 kcal	518 kcal

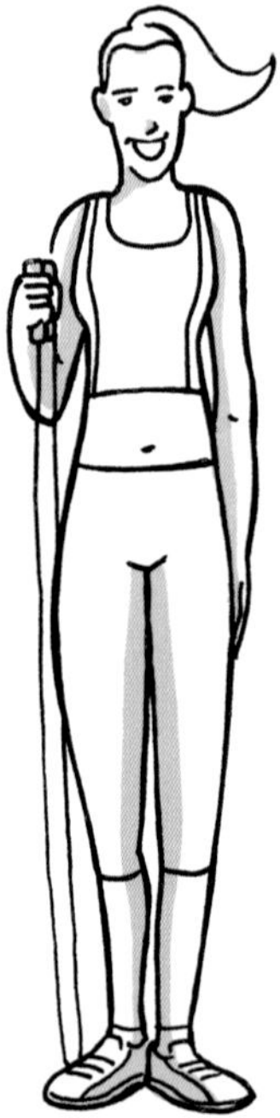

LES CONSEILS POUR UNE BONNE PRATIQUE DE LA CORDE À SAUTER

La bonne longueur de corde à sauter :

Pour connaître la longueur qui vous convient, il faut placer un pied sur le milieu de la corde bien tendue en tenant les poignées dans une main. Relevez les mains le long de votre corps. Si vous êtes débutant, les poignées doivent arriver au niveau des épaules. Si vous êtes déjà entraîné, elles peuvent arriver plus bas, en dessous des aisselles.

Un équipement sportif adapté :

Chaque sport nécessite un minimum d'équipement. Pour la corde à sauter, deux choses sont vraiment importantes :

- Une paire de chaussures adaptée. Je privilégie une paire de baskets de type running qui permettra d'amortir les chocs.

Vous ne devez en aucun cas sauter à la corde pieds nus, cela est réservé aux sportifs de haut niveau accompagné de leur coach.

- Pour les femmes, un soutien-gorge de sport est indispensable. La corde à sauter crée des mouvements verticaux qui peuvent être mauvais pour l'élasticité de la poitrine si celle-ci n'est pas suffisamment maintenue.

La posture :

La façon dont vous vous tenez pendant l'exercice est primordiale afin d'éviter les blessures.
Vous devez serrer les abdominaux pour protéger votre dos et vous maintenir droit. Ne courbez pas le dos et ne regardez pas vers le bas.
Les mouvements (surtout au moment où vous posez les pieds) devront être effectués le plus légèrement possible. Au début, ce ne sera sûrement pas le cas, mais après quelques séances, cela vous paraîtra naturel.
La pose du pied au sol doit se faire par la pointe et non par le talon.

Avant de commencer une séance de corde à sauter, je vous rappelle que ce sport n'est pas adapté aux personnes portant une prothèse de hanche ou souffrant de problème cardiaque.
Si vous avez des tendinites à répétition, une hernie discale ou des problèmes de dos, demandez l'avis de votre médecin.

2 - LES DIFFÉRENTS EXERCICES DE CORDE À SAUTER

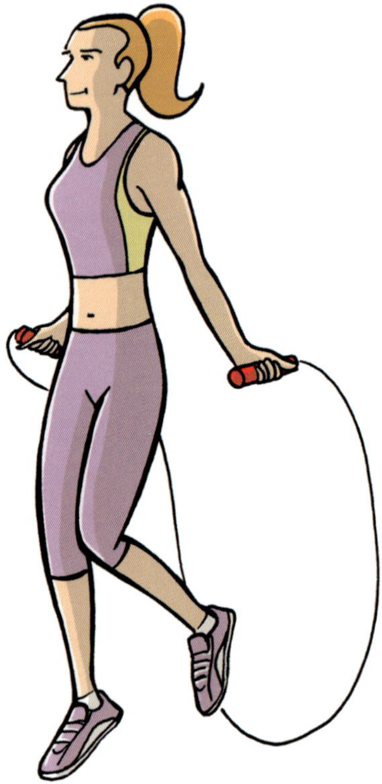

LE PAS DE RELAXATION (OU PAS ALTERNÉ)

Ce pas va vous permettre d'apprendre (ou de réapprendre) à faire de la corde à sauter, car j'imagine que pour beaucoup d'entre vous, le temps de la récréation est déjà très loin.
Le but de l'exercice est simple : au passage de la corde, sautez de quelques centimètres et réceptionnez-vous sur un pied. Lorsque la corde passe au-dessus de votre tête, prenez appui sur le pied de réception, sautez et atterrissez sur l'autre pied.

Ce pas risque d'être assez intense lors de vos premières séances, mais il deviendra vite votre pas de relaxation sur des séances plus poussées.

LES PIEDS JOINTS

Ce pas comporte plusieurs variantes qui permettent de diversifier l'intensité de l'exercice et font travailler différentes parties du corps.

Option 1 :
Jambes serrées, pieds joints, sautez par-dessus la corde les genoux légèrement fléchis.
Pour amortir la réception, arrivez sur les pointes des pieds et non sur les talons.

Option 2 :
Intensifiez le travail au niveau des mollets.
Faites le même exercice que dans l'option 1, mais les pieds doivent à peine quitter le sol (juste de quoi laisser passer la corde).

Option 3 :
Il faut placer deux tours de corde sur un saut.
Cette option vise à renforcer le travail du haut du corps et demande déjà une certaine pratique de la corde à sauter.

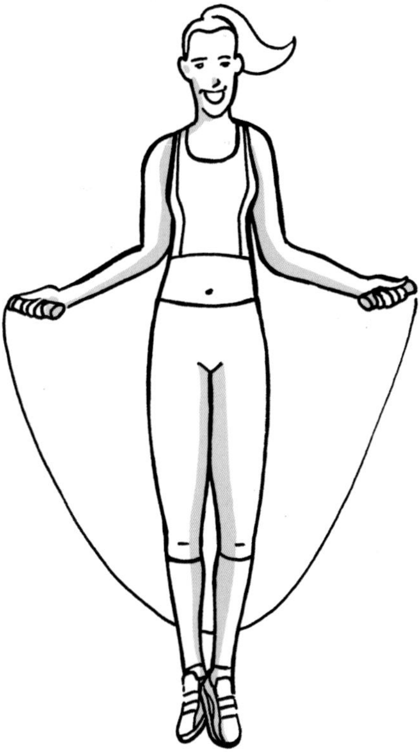

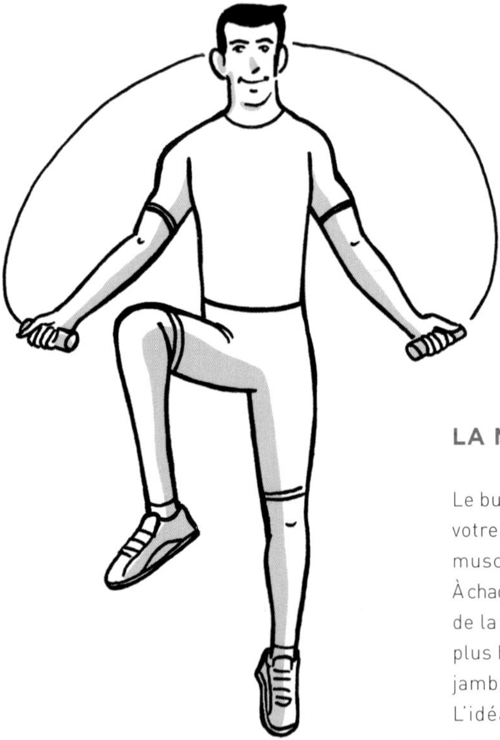

LA MONTÉE DE GENOUX

Le but de cet exercice est d'accroître votre endurance. Il va solliciter les muscles des jambes (quadriceps). À chaque passage de la corde au-dessus de la tête, il faut monter le genou le plus haut possible, en alternant une jambe à chaque passage de corde. L'idéal est d'arriver à monter les genoux à hauteur de taille.

SAUT CROISÉ

Deux options s'offrent à vous pour cet exercice.

Croisez les bras :
Sautez pieds joints, avec un saut bras croisés, un saut bras non croisés. Pour les plus confirmés, faites chaque saut bras croisés.

Croisez les jambes :
Faites une série complète les jambes croisées. Pour les plus confirmés, faites un saut jambes croisées, puis le second saut pieds joints. Alternez comme ça sur une série.

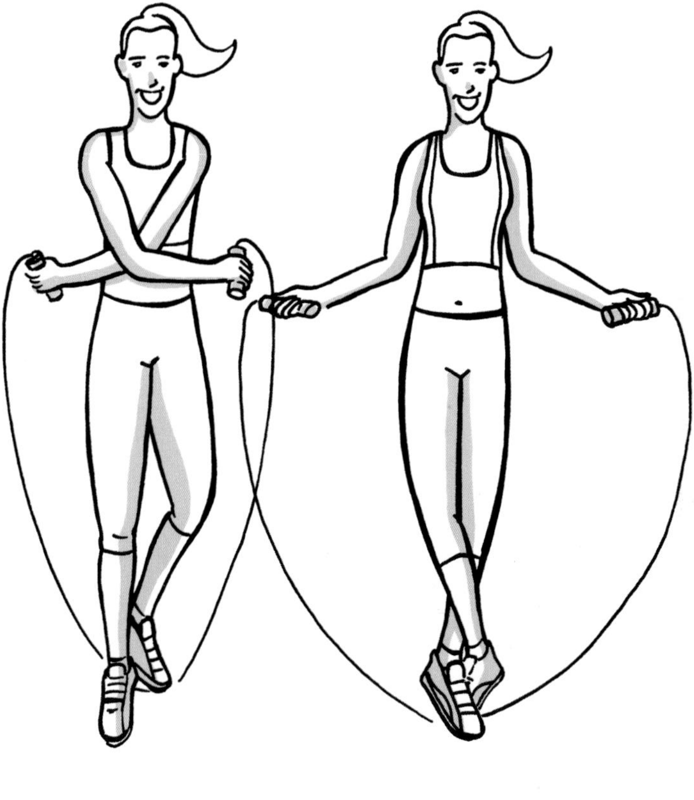

3 - LES EXERCICES DE RENFORCEMENT MUSCULAIRE

HAUT DU CORPS

Les pompes :
Les pompes permettent de renforcer principalement les pectoraux, les biceps et les triceps. On connaît l'importance pour un homme de travailler cette partie du corps, mais il est également bénéfique pour les femmes, notamment pour redessiner et tonifier la poitrine.
Voici plusieurs variantes de cet exercice. Elles sont adaptées au niveau de chacun.

Consignes pour tous les exercices de pompes :
Il faut que l'écart entre vos mains soit plus grand que la largeur de vos épaules. Vos mains doivent être posées à plat et parallèles. Respectez bien l'alignement de la tête, du dos et des fessiers. Faites attention à toujours bien contracter les abdominaux lors de l'exercice afin de protéger votre dos.
Descendez en premier la poitrine et non le bassin. Fléchissez les bras en dirigeant les coudes vers l'extérieur. Plus on descend bas, plus l'exercice est difficile. Je vous conseille de travailler sur la qualité de l'exercice. Faire des pompes n'est jamais facile, et mieux vaut en faire moins, mais bien. En effet, cet exercice sollicite énormément les lombaires, et si le dos n'est pas bien gainé, vous risquez de vous blesser.
La respiration est importante aussi : expirez en descendant, inspirez en remontant

En fonction du niveau que vous avez choisi, les répétitions sont les mêmes :
Commencez par faire 10 répétitions, puis 2 séries de 10 répétitions, et enfin 3 séries de 10 répétitions.

Pompes sur les genoux (niveau débutant) :
Les consignes sont les mêmes mais avec les genoux posés au sol.
Commencez par faire 10 répétitions.
Attention à ne pas croiser les pieds lors de l'exercice car cela favorise le mauvais positionnement des lombaires.

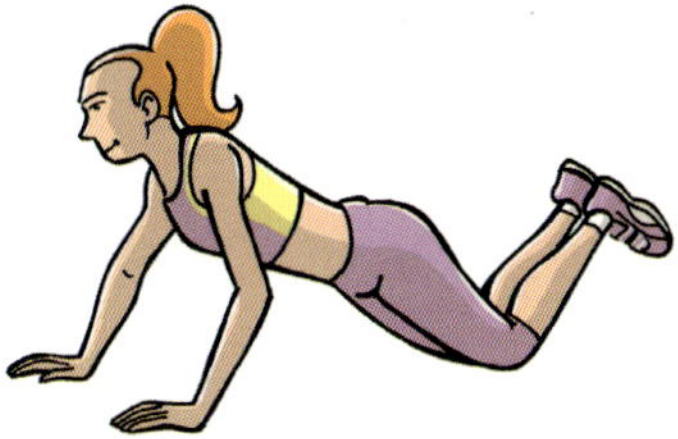

Pompes sur les pieds (niveau intermédiaire) :
Les consignes sont les mêmes. Deux positions des bras sont possibles :
Pompes biceps : si vous travaillez avec un tapis ou une grande serviette, posez vos mains à chaque extrémité. Les coudes s'ouvrent vers l'extérieur.

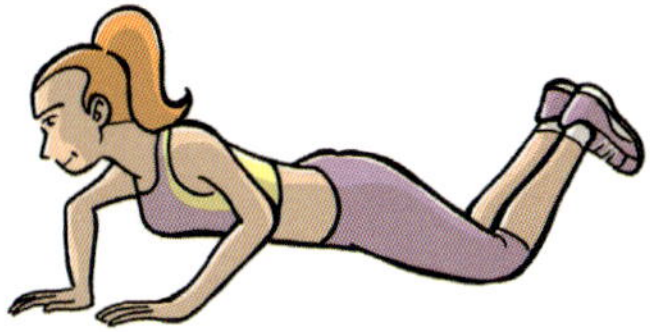

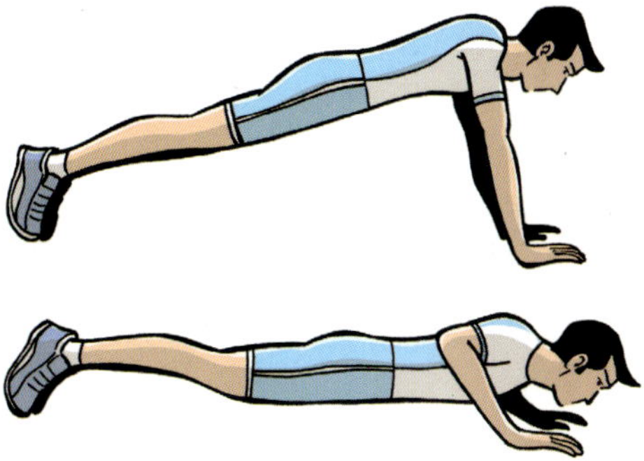

Pompes triceps :
L'écart entre vos mains est de la largeur des épaules. Les coudes descendent vers l'intérieur.

Pompes pieds surélevés (niveau confirmé) :
Les consignes sont les mêmes. Respectez bien l'alignement parfait de la tête et de la colonne vertébrale. Pour cet exercice, vous aurez besoin d'un step ou d'une marche d'escalier. Posez les pointes de pieds sur le step et commencez l'exercice.

Les dips :

Cet exercice est idéal pour travailler l'arrière des bras (les triceps). Cette partie du corps est un point sensible chez la femme, car il est dur à tonifier. Voici un exercice qui vous réconciliera avec la musculation. Certes, l'exercice est difficile, mais les résultats sont étonnants.

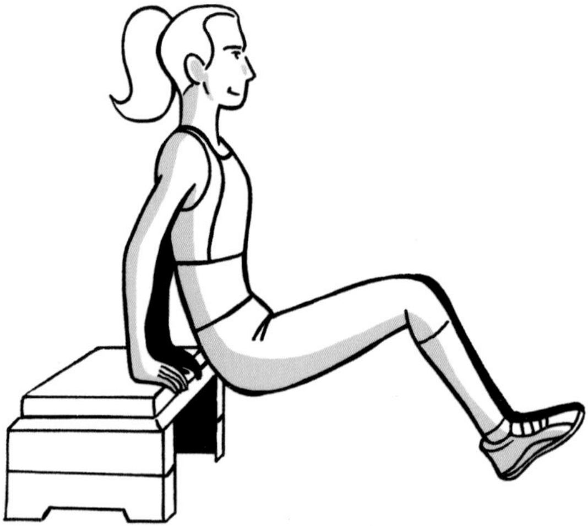

Consignes :

Pour cet exercice, vous aurez besoin d'un step, d'une marche ou d'une chaise, pour pouvoir vous surélever. Asseyez-vous sur le sol, positionnez vos mains sur le step (ou la marche ou la chaise). Vos mains sont dirigées vers les fessiers avec les coudes vers l'arrière. Le bassin est fixe, le ventre est rentré, le buste et le dos sont droits, les épaules sont basses.

Prenez appui sur le step, décollez les fessiers. Inspirez en fléchissant les coudes, expirez lors de l'extension des bras.

Plus la marche est haute, plus l'exercice est difficile.

Effectuez cet exercice 10 fois.

BAS DU CORPS

Les squats :

Le squat est un exercice de renforcement musculaire qui va solliciter l'ensemble des muscles des jambes en fonction des variantes choisies.

On travaillera principalement les quadriceps (dessus des cuisses), les grands fessiers, mais aussi les ischio-jambiers (arrière des cuisses) et les adducteurs (intérieur des cuisses). Ce dernier muscle est particulièrement intéressant à travailler chez la femme.

Position de base et consignes :

Écartez les jambes de la largeur des hanches, pieds parallèles, genoux fléchis, ventre rentré, dos et buste droits, épaules basses. Descendez sur vos jambes en imaginant que vous allez vous asseoir sur une chaise. Les genoux restent dans l'alignement des chevilles. Ne basculez pas le buste vers l'avant et ne posez pas les mains sur les cuisses pour éviter d'être

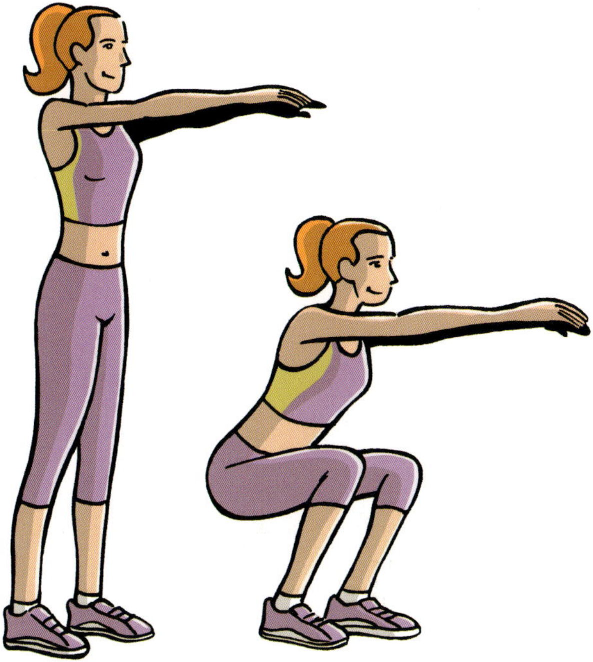

déséquilibré. Le dos doit rester droit, les pieds sont à plat et le regard droit devant.
Attention, cet exercice demande une certaine souplesse de l'arrière des cuisses (les ischio-jambiers), il est donc probable qu'au départ, vous ne descendiez pas très bas. Cela n'est pas très grave, tant que l'exercice est correctement effectué.
Descendez en inspirant et montez en expirant. Vous pouvez commencer en effectuant 10 répétitions.

Les variantes :

Squats ouverts : cet exercice permet de travailler plus précisément les adducteurs (intérieur des cuisses).
La position du haut du corps est la même, les jambes sont écartées, les pointes des pieds tournées vers l'extérieur. Pour cet exercice, la descente se fait le dos droit.

Squats avec poids : cette variante est plus adaptée aux personnes qui souhaitent développer leur masse musculaire. La position est la même que pour des squats normaux, mais avec des poids dans chaque main.
Plus les poids sont lourds, plus l'exercice est difficile.

Deux positions sont possibles.

Position 1 :
Le travail va se porter sur les cuisses. Les mains sont positionnées de chaque côté du buste. Vous pouvez prendre des poids jusqu'à 5 kg de chaque côté. Dans ce cas, le nombre de répétitions sera moins important. Vérifiez la position de votre dos pour ne pas solliciter les lombaires et éviter les blessures. Contractez bien les abdominaux lors de l'exercice.

Position 2 :
Cet exercice sollicite le travail des cuisses mais aussi des trapèzes et des biceps.
Les bras sont positionnés vers l'avant. Ils sont parallèles au sol sur la descente, et montent vers le plafond sur la montée. Attention lorsque vous montez les bras, gardez-les légèrement inclinés vers l'avant pour éviter une lordose lombaire.
Cet exercice s'effectue avec des poids moyens allant jusqu'à 5 kg.

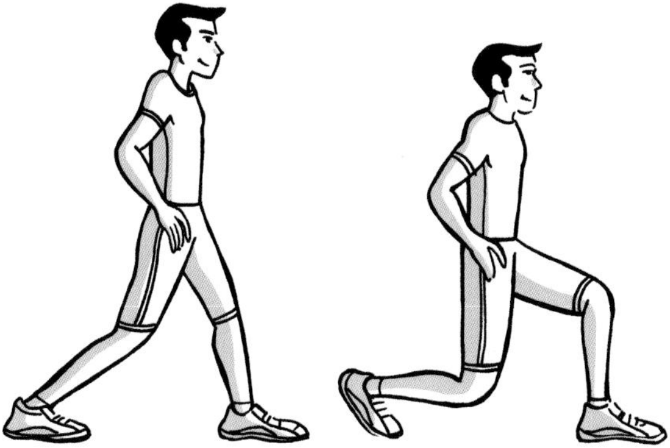

Les fentes :

Cet exercice de renforcement musculaire permet de travailler les cuisses et les fessiers. Il demande un travail d'équilibre, d'où l'importance de contracter ses abdominaux lorsqu'on effectue cet exercice.

Position de base et consignes :

Pour cet exercice, il est important de comprendre que c'est la jambe arrière qui descend et non la jambe avant : la jambe avant suit le mouvement de la jambe arrière.

Posez un pied derrière l'autre dans le même alignement en respectant un écart suffisamment grand entre les deux pour pouvoir faire l'exercice.

La jambe arrière descend et la jambe avant fléchit pour faire un angle à 90°. Pour éviter tout risque de blessure, le genou de la jambe avant ne doit pas dépasser du pied. Vous devez donc toujours apercevoir la pointe de votre pied.

Inspirez sur la descente, expirez sur la montée.

Fentes niveau débutant :

Faites l'exercice en respectant les consignes ci-dessus.

Commencez par 10 descentes sur un côté, puis 10 descentes de l'autre côté.

Fentes niveau intermédiaire :

Variante 1 :

Faites le même exercice que pour le niveau débutant, mais en rajoutant des poids de chaque côté. Attention à ne pas porter plus de 5 kg dans chaque main, pour éviter le risque de blessure.

Variante 2 :

SANS POIDS

Faites 8 petites fentes avec une jambe, puis alternez avec l'autre jambe en sautant.

Un conseil : pensez à bien contracter les abdominaux pendant le saut afin de ne pas perdre l'équilibre et de protéger votre dos. Faites le même nombre de fentes de l'autre côté.

Vous pouvez aussi le faire avec 4 fentes de chaque côté au lieu de 8.

Fentes niveau confirmé :

Variante 1 :

AVEC POIDS

Faites la variante 2 du niveau intermédiaire en portant des poids dans chaque main.

Variante 2 :

Cette variante permet d'associer un travail musculaire et un travail cardiovasculaire.

Vous alternez en sautant à chaque fente. Pensez à bien respirer et à bien contracter les abdominaux.

LES ABDOMINAUX

Relevés de buste :

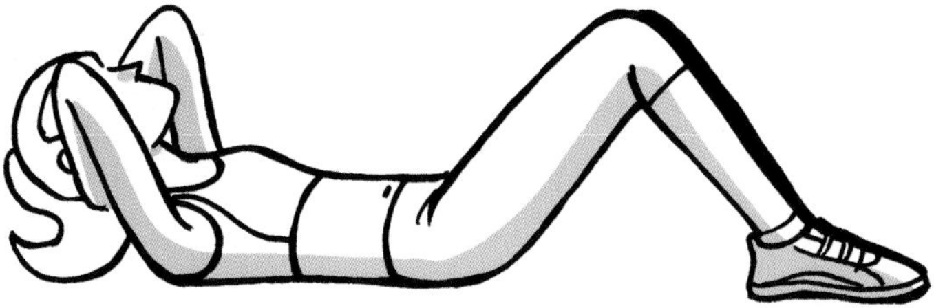

Ces exercices d'abdominaux vont faire travailler principalement le grand droit.

Pour les personnes qui n'ont pas l'habitude de faire des abdominaux, vous risquez de sentir durant les premières séances des douleurs au niveau du cou et de la nuque. C'est normal. Si vous n'avez pas l'habitude de travailler vos abdominaux, vous compensez la difficulté de l'exercice par le haut du corps. Plus vous allez solliciter les abdominaux, plus la douleur au niveau du haut du corps diminuera, et finira par disparaître... alors surtout NE LÂCHEZ PAS !

Position de base et consignes :
Allongez-vous sur le dos, genoux fléchis, pieds au sol.
La première chose à faire pour TOUT exercice d'abdominaux, c'est de garder les lombaires bien plaquées au sol afin de ne pas avoir de creux entre le dos et le tapis. Cette position permet de protéger le dos et d'éviter les blessures.
Ensuite, ramenez les mains derrière la nuque, ouvrez les coudes, sortez la poitrine.
Conseil important : décollez TOUJOURS le menton de la poitrine, imaginez pour cela que vous avez coincé une balle entre votre menton et votre poitrine.

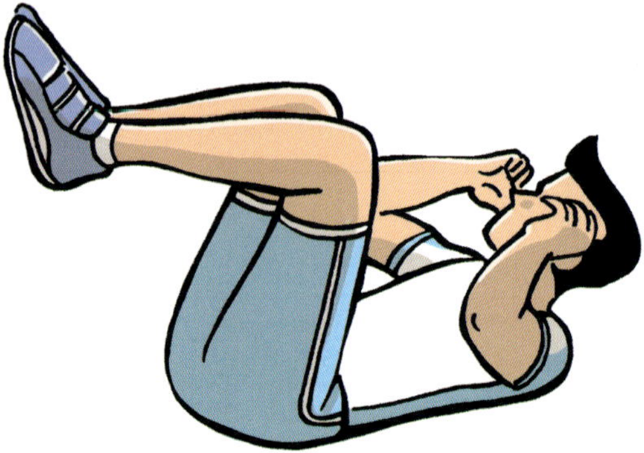

À présent, vous pouvez commencer les exercices.
Les relevés de buste consistent à relever le buste vers le haut tout en contractant les abdominaux.
Commencez par 10 répétitions par série, puis 20 et enfin 30.

Plusieurs options s'offrent à vous.
Option 1 :
Celle que vous venez de lire
Option 2 (niveau intermédiaire) :
Relevés de buste avec les pieds relevés (genoux à 90°)
Option 3 (niveau confirmé) :
Relevés de buste avec les pieds relevés et lestés (avec des poids aux chevilles).

Relevés de jambes :
Cet exercice va permettre de travailler le bas du grand droit.

Position de base et consignes :
Allongez-vous sur le dos, les lombaires plaquées au sol pour éviter d'avoir un creux entre le dos et le tapis. Montez les jambes vers le plafond, posez les mains le long de votre corps.
L'objectif de cet exercice est de lever les pieds à l'aide des abdominaux et SEULEMENT des abdominaux.
Conseil : ne cherchez pas à monter le plus haut possible en poussant sur vos mains, ou en soulevant la colonne vertébrale, seuls les fessiers se lèvent.

Commencez par 10 répétitions par série, puis 20 et enfin 30.

Les obliques :
Les petits et les grands obliques se situent de chaque côté du grand droit. Ils permettent la rotation du tronc, et sont difficilement visibles.

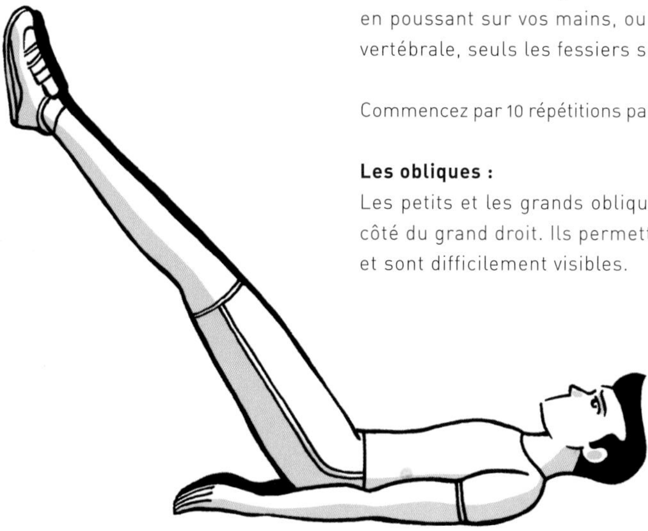

Relevés de buste croisés :

Allongé sur le dos, les mains derrière la nuque, vérifiez qu'il n'y a pas de creux entre votre dos et le tapis en plaquant bien les lombaires au sol. Posez une cheville sur le genou opposé, et ramenez le coude en direction du genou opposé. Attention : ne cherchez pas à toucher le genou avec le coude si vous ne pouvez pas, vous risqueriez de vous blesser.

Pensez à décoller le menton de la poitrine.

Expirez en montant et inspirez en descendant.

Commencez par 10 répétitions par série, puis 20 et enfin 30 sur chaque jambe.

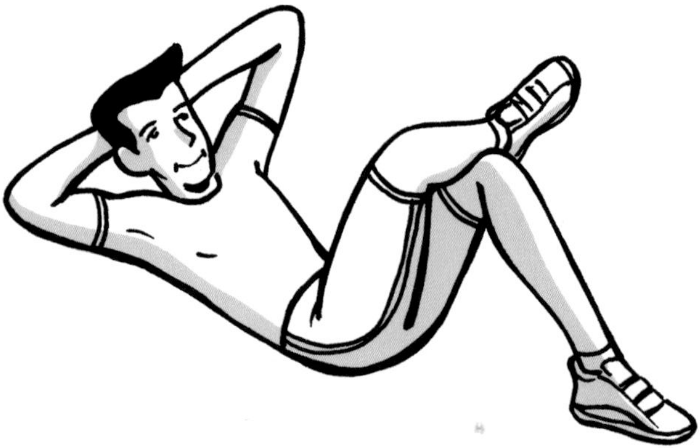

Travail des obliques avec poids :

Cet exercice permet de travailler les obliques et le grand droit avec une certaine intensité. Vous pouvez prendre des poids allant de 500 g à 2 kg pour les plus aguerris.

Allongez-vous sur le dos, jambes fléchies, pieds au sol. Pensez à bien plaquer votre dos sur le tapis.

Ramenez votre main droite (avec le poids dans la main) en direction du genou gauche. Faites le mouvement 10 fois, puis changez de main.

Le menton est toujours décollé de la poitrine.

Expirez en montant et inspirez en descendant.

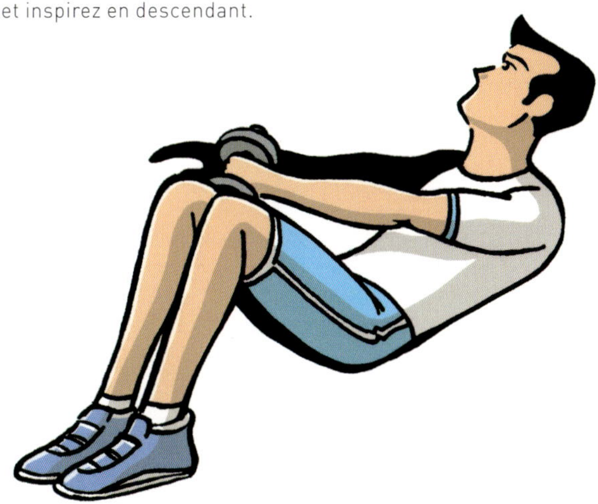

GAINAGE

Le gainage comporte un ensemble d'exercices de renforcement musculaire importants, qui vont solliciter le transverse (muscle abdominal le plus profond). Le transverse a pour rôle principal de retenir les viscères, mais il permet aussi d'avoir un ventre plus tonique, donc plus plat. Le gainage va aussi renforcer les muscles dorsaux, ce qui vous permettra d'avoir une meilleure posture, notamment au niveau de la colonne vertébrale.
Lorsque vous allez effectuer les exercices que je vous conseille ci-dessous, essayez de les faire soit devant une glace, soit avec quelqu'un à côté de vous qui corrigera le placement. Ces exercices sont statiques, c'est-à-dire qu'ils sont réalisés sans bouger. La technique consiste à prendre une position et à la maintenir un certain temps.

1 - Gainage frontal :
Option débutant :
Mettez-vous dans la même position que pour les pompes sur les genoux, posez les avant-bras sur le sol. Les épaules, le dos et les fessiers doivent être alignés. Contractez les abdominaux, serrez les fessiers et tenez la position le plus longtemps possible. On commencera par 10 secondes pour les débutants et on augmentera la durée de 10 secondes pour réussir à tenir 1 minute.

Option intermédiaire :
La position de base est la même que pour l'option débutant, mais à la place d'être sur les genoux,vous tiendrez la position sur les pieds.

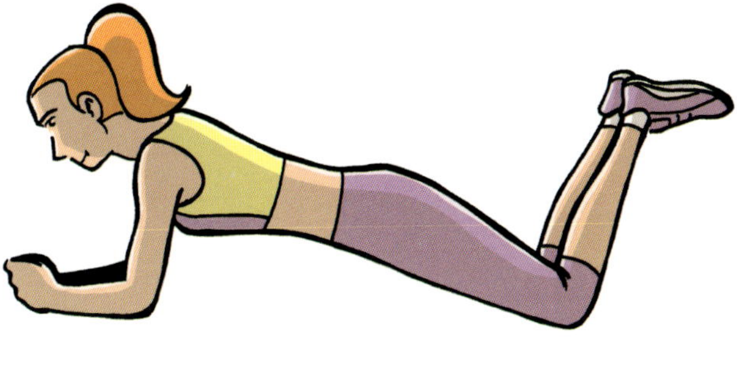

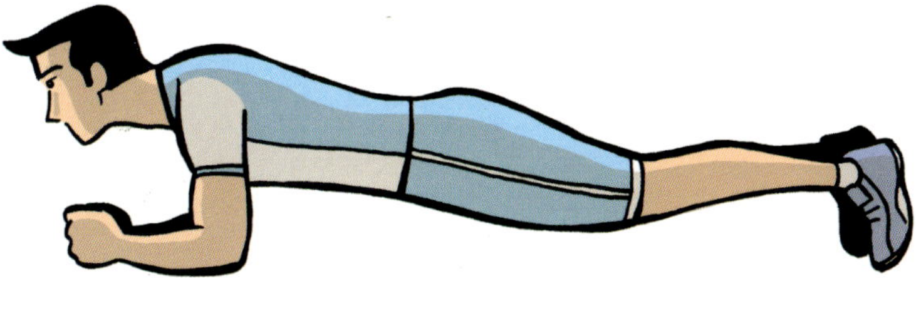

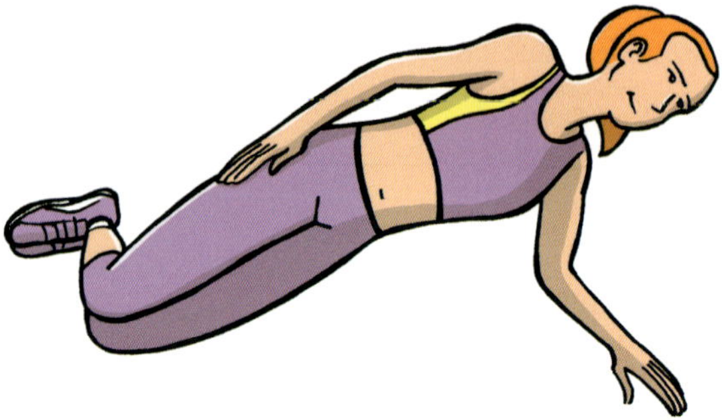

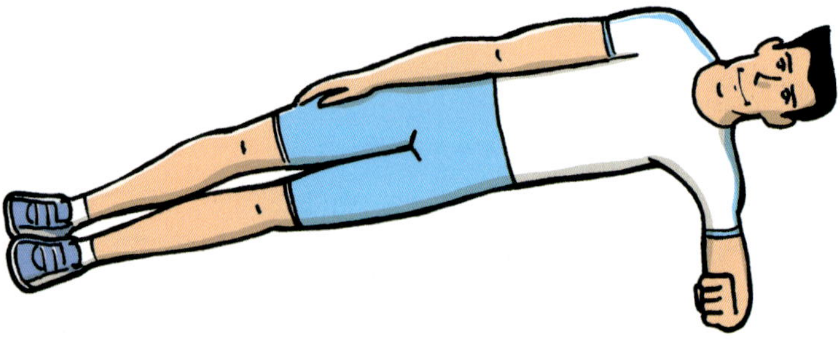

2 - Gainage costal :

Option débutant :

Positionnez-vous sur le côté, en appui sur l'avant-bras, les genoux fléchis en direction de la poitrine, la main en appui sur le sol au niveau du ventre. Levez les fessiers en gardant les genoux au sol. Sortez la poitrine et les épaules, rentrez le ventre et serrez les fessiers. Une fois bien positionné, vous pouvez ramener la main qui est sur le sol le long de votre cuisse.
Il faut maintenir un alignement de la tête, du buste et des cuisses.
Gardez la position 10 secondes, puis faites la même chose de l'autre côté.

Avant de passer à l'option intermédiaire, assurez-vous d'avoir la bonne position sur le mouvement débutant, et d'être à l'aise dans le maintien de cette position.
Le gainage a un impact immédiat sur la posture. Si l'exercice est bien fait, l'impact sera bénéfique pour votre corps. Par contre, s'il est mal fait, l'impact sera négatif et vous risquerez de vous faire mal. Ne brûlez pas les étapes et écoutez votre corps.

Option intermédiaire :

La position sera la même que pour l'option débutant, sauf que vous tiendrez sur les jambes tendues et non sur les genoux.
Pour être correctement maintenu, imaginez que vous êtes debout et droit. Les pieds et les jambes sont alignés l'un sur l'autre. Pensez à bien ouvrir la poitrine et les épaules et à rentrer le ventre et les fessiers.
Maintenez la position 10 secondes.

Option confirmé :

Même position que l'option intermédiaire, jambes tendues. Cette fois-ci, vous ramènerez la main derrière la tête toujours dans l'alignement du corps. Une fois stable, levez la jambe (toujours tendue) en direction du plafond. Maintenez la position 10 secondes.

4 - LES ÉTIREMENTS

Cela fait quelques années déjà qu'il y a des désaccords sur l'utilité des étirements.
Qu'est-ce qu'un étirement ? (qu'il ne faut pas confondre avec un assouplissement).

L'étirement est un exercice corporel qui vise à étirer la fibre musculaire. Mais à quoi sert-il exactement ?
Pour beaucoup d'entre nous, faire des étirements après une séance de sport permet de diminuer les courbatures ou les risques de blessures. Or il s'avère que ces théories ne sont pas fondées, et qu'au contraire des étirements mal faits et au mauvais moment peuvent être nocifs pour la santé.
En effet, après une séance de sport, le muscle est dilaté et riche en oxygène. S'étirer sur un muscle chaud et dilaté va allonger le muscle et diminuer sa capacité d'absorption et de récupération. Un étirement après un effort de force et/ou de vitesse va être contre-productif.

Il ne faut pas s'étirer non plus avant un exercice. Pour débuter une série d'exercices, on parlera d'échauffement des muscles grâce à un petit footing de 3-4 minutes par exemple ou dans notre cas avec des petits sauts à la corde.

Mais les étirements font partie de nos habitudes sportives et moi-même je m'étire toujours à chaque fin de cours.
Je pense que faire des étirements en fin de séance sert de coupure entre la séance de sport que l'on vient d'effectuer et le passage à une autre activité. Ils vont aussi nous procurer un sentiment d'achèvement : ça y est, la séance est terminée.
Et surtout faire des étirements nous procure un sentiment de bien-être et de plénitude.

Une séance complète d'étirements (entre 30 minutes et 1 heure) sera plus constructive que 5 minutes en fin de séance. Par contre, cela ne vous empêche pas de finir vos séances de sport par quelques minutes de retour au calme en pratiquant quelques étirements qui vous procureront du bien-être.

Voici quelques exercices que vous pouvez pratiquer à chaque fin de séance :

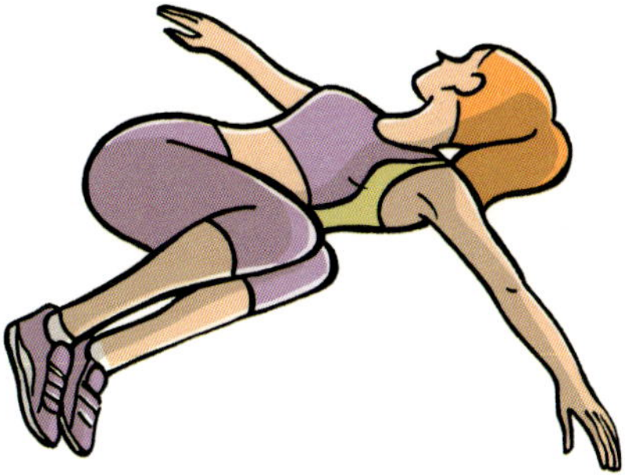

1 - ÉTIREMENT DU DOS

Allongez-vous sur le dos, ramenez les genoux à la poitrine et écartez les bras.
Basculez les genoux sur un côté, la tête sur le côté opposé. Cette position permet d'étirer toute la partie dorsale.
Veillez à garder les deux épaules en contact avec le sol.

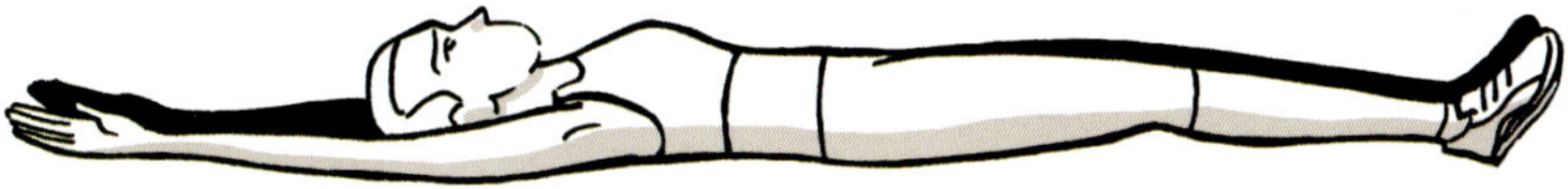

2 - ÉTIREMENT DES ABDOMINAUX

Allongez-vous sur le dos, jambes tendues, bras également tendus derrière la tête.
Inspirez en étirant les bras et les jambes à l'opposé (vous devez sentir l'étirement au niveau des abdominaux)
Relâchez en soufflant.

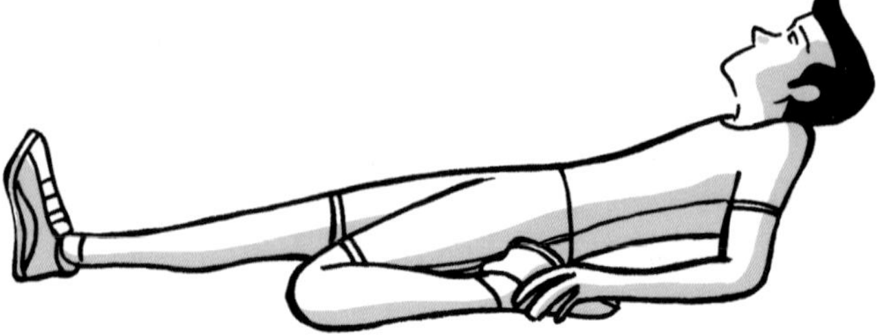

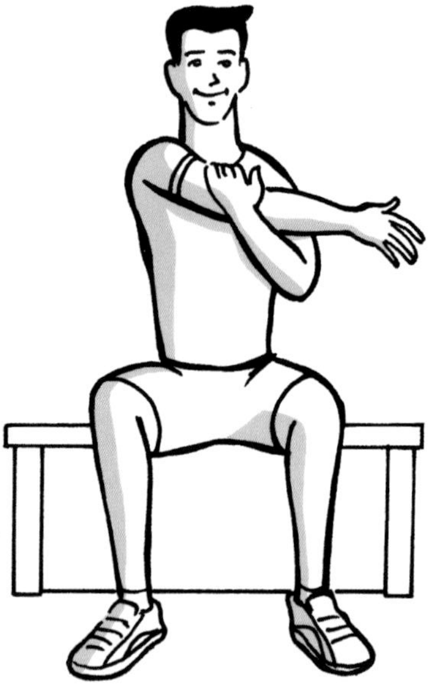

3 - ÉTIREMENT DES QUADRICEPS

Asseyez-vous sur le sol jambes serrées et tendues vers l'avant. Fléchissez une jambe en gardant les genoux l'un contre l'autre. Descendez vers l'arrière sur vos avant-bras. Si vous êtes très souple, vous pouvez vous allonger complètement.
Ce qui compte dans cet exercice, c'est de sentir l'étirement sur le dessus de la cuisse.
Faites la même chose avec l'autre jambe.

4 - ÉTIREMENT DES ISCHIO-JAMBIERS

Asseyez-vous sur le sol jambes serrées et tendues vers l'avant, descendez le buste vers l'avant en gardant le dos droit. Laissez faire la pesanteur en respectant vos capacités physiologiques.

5 - ÉTIREMENT DES BRAS ET DES ÉPAULES

L'exercice peut se faire aussi bien debout qu'assis. Choisissez la position que vous préférez.
Tendez un bras et ramenez-le vers l'épaule opposée, en abaissant bien les deux épaules. Étirez l'avant du bras ainsi que l'épaule.
Faites la même chose de l'autre côté.

Pour chacun de ces exercices, restez au moins 8 secondes en position d'étirement, avant de passer à un autre étirement.

5- LES ASSOUPLISSEMENTS

Les exercices d'assouplissement sont différents des exercices d'étirement car ils vont solliciter les articulations, en favorisant l'augmentation de l'amplitude articulaire.
Les assouplissements ont un impact direct sur la motricité du corps, l'amplitude et l'aisance des mouvements que l'on fait quotidiennement.

Vous allez trouver ci-dessous une série d'exercices d'assouplissement pour l'ensemble du corps. Pour chaque exercice, tenez la position demandée pendant 8 secondes, puis augmentez l'amplitude en soufflant sur la descente, et tenez encore 8 secondes, l'idéal étant de faire 3 fois 8 secondes.

1 - SOUPLESSE DES ÉPAULES

Debout, jambes fléchies et écartées de la largeur du bassin, placez la main gauche entre les deux omoplates et poussez sur votre coude gauche avec la main droite. Faites 3 séries, puis faites le même exercice avec l'autre main.
Petite astuce ludique : vous pouvez juger vous-même de l'évolution de votre souplesse en essayant d'attraper vos mains dans votre dos. Une main en haut et une main en bas. Une fois que vous avez essayé d'un côté, faites-le de l'autre côté aussi.

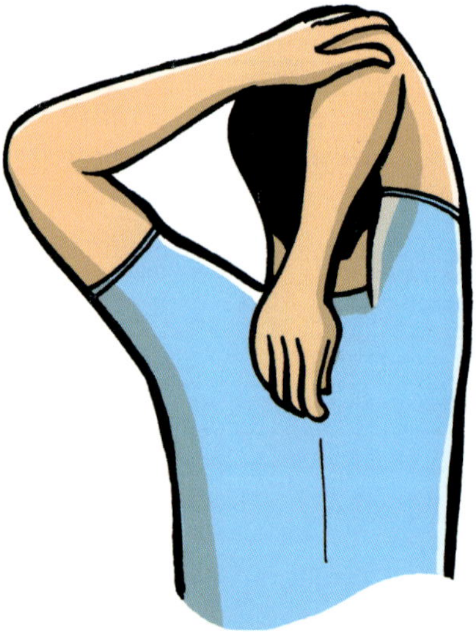

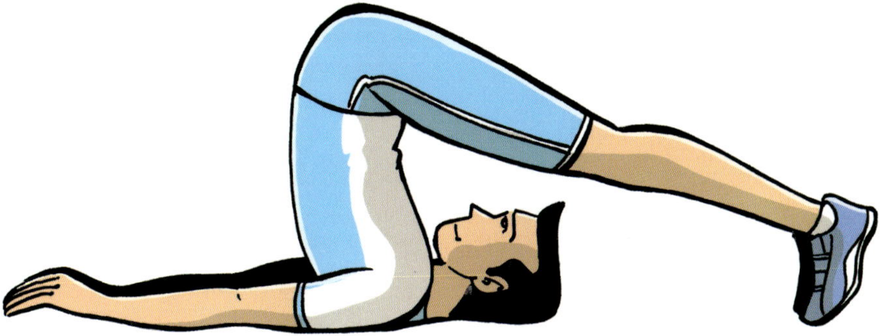

2 - SOUPLESSE DU DOS

Allongé sur le dos, les genoux pliés sur la poitrine, faites des petits basculements d'avant en arrière sur le dos. Puis ramenez les pieds derrière la tête.

3 positions sont possibles en fonction de votre souplesse.

Option 1 :

Les pieds sont derrière la tête mais ils ne touchent pas le sol

Option 2 :

Les pieds sont derrière la tête et touchent le sol.

Option 3 :

Les pieds sont derrière la tête et les genoux touchent le sol.

Tenez la position adaptée à votre souplesse pendant 8 secondes puis revenez à votre position de départ.

Vous pouvez faire cet exercice 3 fois de suite.

3 - SOUPLESSE DES ADDUCTEURS

Assis les jambes écartées, pointes de pied vers l'extérieur, fléchissez le buste en gardant le dos droit (regardez devant vous) et en posant les mains au sol. Restez 8 secondes puis descendez plus bas en soufflant. Faites l'exercice 3 fois de suite.

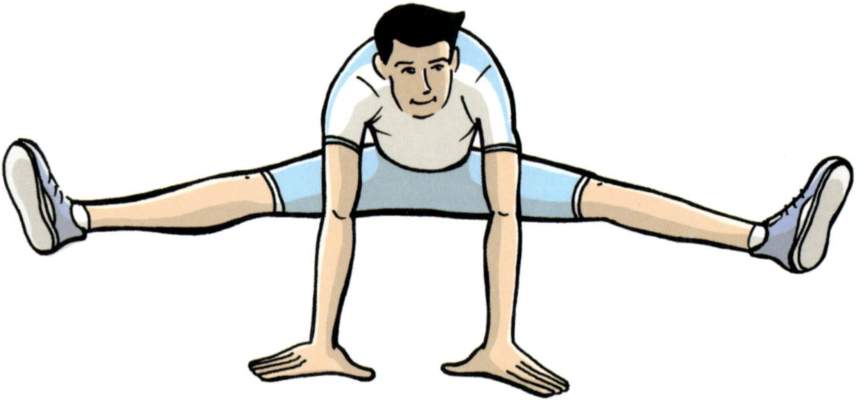

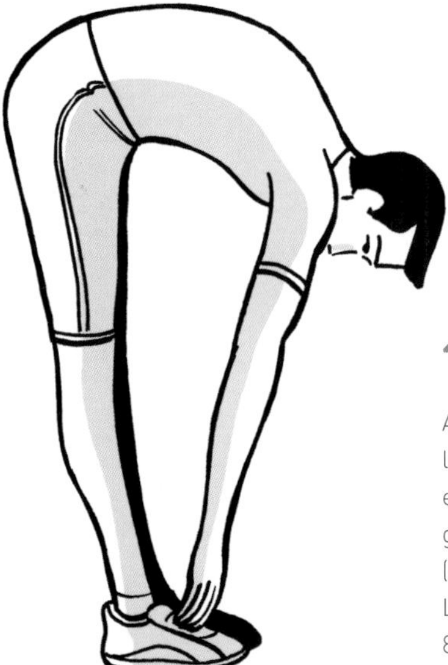

4 - SOUPLESSE DES JAMBES

Accroupi, les mains parallèles posées à plat sur le sol, redressez-vous en tendant les jambes et en gardant les mains le plus près du sol. Les genoux doivent être impérativement tendus (même si les mains ne touchent pas le sol). Laissez la pesanteur faire son travail. Comptez 8 secondes puis, en soufflant, descendez plus. Faites cet exercice 3 fois de suite.

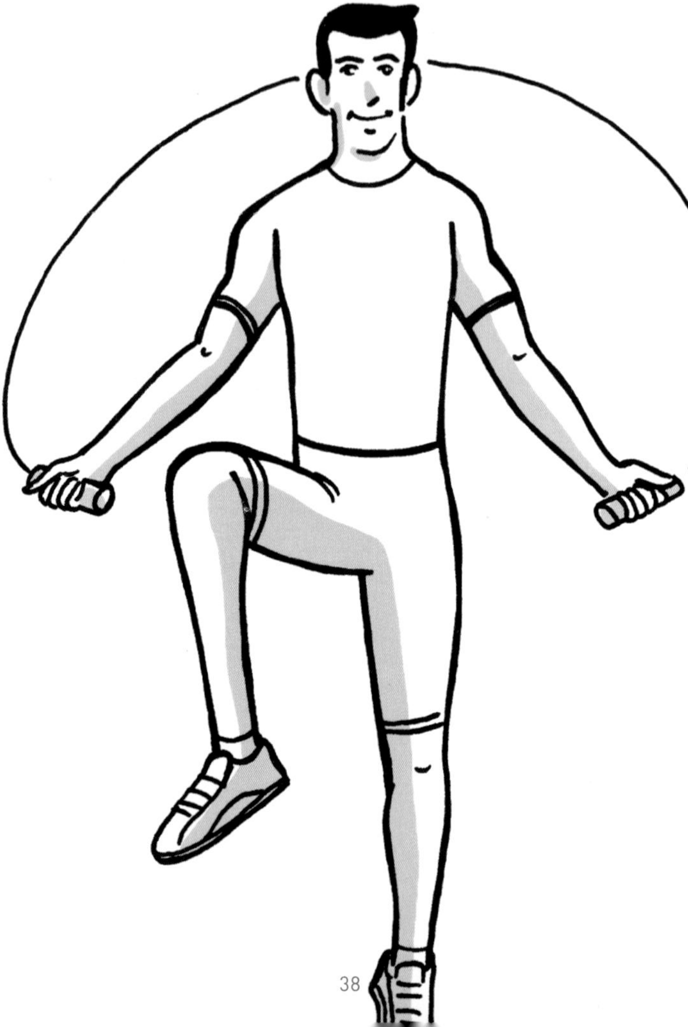

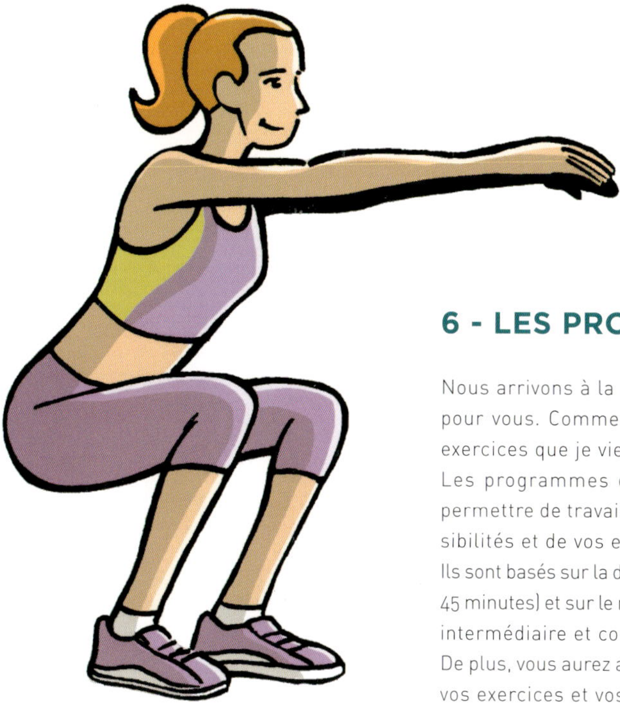

6 - LES PROGRAMMES

Nous arrivons à la partie la plus intéressante pour vous. Comment mettre à profit tous les exercices que je viens de vous expliquer.
Les programmes que j'ai établis vont vous permettre de travailler en fonction de vos possibilités et de vos envies.
Ils sont basés sur la durée (15 minutes, 30 minutes, 45 minutes) et sur le niveau de difficulté (débutant, intermédiaire et confirmé).
De plus, vous aurez aussi la possibilité de choisir vos exercices et vos difficultés.

PROGRAMME DÉBUTANT DE 15 MINUTES

Vous constaterez par vous-même que 15 minutes passent très vite, et qu'il n'est pas possible de faire tous les exercices. Les exercices dans le tableau ne sont pas figés, vous avez la possibilité de les changer, mais en gardant le même groupe musculaire à travailler. Et vous avez aussi la possibilité d'augmenter l'intensité du travail en mettant des options sur les exercices. Pour la corde à sauter, c'est pareil : gardez le même temps de travail, mais augmentez la difficulté en choisissant d'autres exercices.

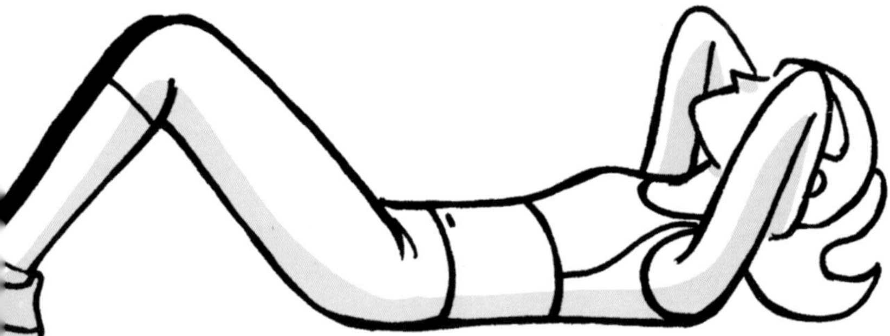

Exercices	Répétitions	Séries
Saut à la corde pieds joints	20 secondes (ou 20 sauts)	3 fois avec 45 secondes de repos entre chaque
Abdominaux : relevés de buste	10 fois	2 séries
Exercice haut du corps : pompes	10 fois	2 séries
Exercice bas du corps : squats	10 fois	2 séries
Gainage	10 secondes	2 séries
Saut à la corde pieds joints	20 secondes (ou 20 sauts)	3 fois avec 45 secondes de repos entre chaque
Étirements : tous les exercices	8 secondes chacun et chaque côté	1 série

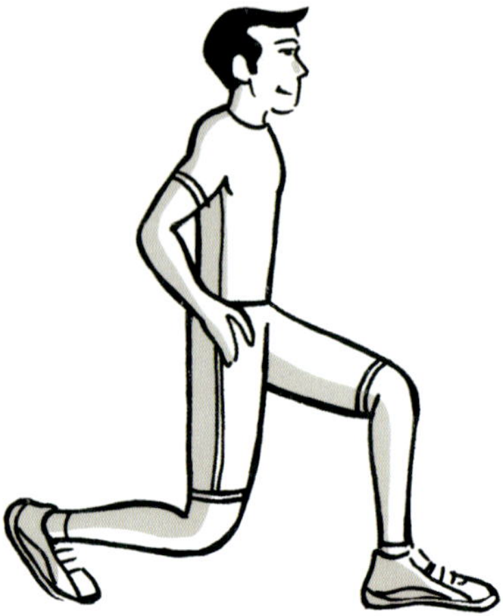

PROGRAMME NIVEAU INTERMÉDIAIRE DE 30 MINUTES

Pour les exercices de renforcement musculaire, accordez-vous un temps de repos de 30 secondes entre chaque série.

Pour les exercices de saut à la corde, vous pouvez rendre la séance encore plus intense, en remplaçant les temps de repos par des pas de relaxation, ce qui vous permettra d'arriver à un temps de saut à la corde de 3 minutes !

Attention : si vous décidez de changer les exercices de saut à la corde, ce qui est une très bonne initiative, finissez toujours par l'exercice le plus dur (pour le niveau intermédiaire).

Exercices	Répétitions	Séries
Saut à la corde pieds joints	40 secondes (ou 40 sauts)	1 fois
Saut à la corde pieds joints/ bras croisés 1 saut sur 2	40 secondes (ou 40 sauts)	1 fois
Saut à la corde montée de genoux	10 secondes (ou 10 sauts)	1 fois

Abdominaux : relevés de buste	20 fois	3 séries
Abdominaux : les obliques	15 fois de chaque côté	3 séries
Exercice haut du corps : dips	15 fois	3 séries
Exercice bas du corps : fentes	15 fois	3 séries sur chaque jambe
Gainage	20 secondes	3 séries avec 20 secondes de repos entre chaque série
Saut à la corde pieds joints	40 secondes (ou 40 sauts)	1 fois
Saut à la corde pieds joints/ bras croisés 1 saut sur 2	40 secondes (ou 40 sauts)	1 fois
Saut à la corde montée de genoux	10 secondes (ou 10 sauts)	1 fois
Étirements : tous les exercices	8 secondes chacun et chaque côté	1 série
Assouplissements : tous les exercices	8 secondes chacun	2 séries

PROGRAMME NIVEAU CONFIRMÉ DE 45 MINUTES

Ce programme de niveau confirmé est très complet. Il permet de travailler tous les groupes musculaires. N'hésitez pas à utiliser les options et les poids pour personnaliser votre programme.

Exercices	Répétitions	Séries
Saut à la corde : pas de relaxation	1 minute	1 fois
Saut à la corde pieds joints	40 secondes (ou 40 sauts)	L'enchaînement de ces 3 sauts se fait sans repos, puis repos de 45 secondes avant une seconde série
Saut à la corde pieds joints/ bras croisés 1 saut sur 2	40 secondes (ou 40 sauts)	
Saut à la corde montée de genoux	16 secondes (ou 16 sauts)	
Abdominaux : relevés de buste	40 fois	3 séries
Exercice haut du corps : pompes	20 fois	3 séries
Exercice bas du corps : fentes	20 fois	3 séries sur chaque jambe

Saut à la corde : pas de relaxation	1 minute 30	2 fois
Abdominaux : les obliques	20 fois de chaque côté	3 séries
Exercice haut du corps : dips	20 fois	3 séries
Exercice bas du corps : squats	30 fois	3 séries
Gainage	30 secondes	3 séries avec 10 secondes de repos entre chaque série
Saut à la corde pieds joints	40 secondes (ou 40 sauts)	L'enchaînement de ces 3 sauts se fait sans repos, puis repos de 45 secondes avant une seconde série
Saut à la corde pieds joints/ bras croisés 1 saut sur 2	40 secondes (ou 40 sauts)	
Saut à la corde montée de genoux	10 secondes (ou 10 sauts)	
Étirements : tous les exercices	8 secondes chacun et chaque côté	1 série
Assouplissements : tous les exercices	8 secondes chacun	2 séries

NOTES

NOTES

ABDOMINAUX - ÉTIREMENTS - CORDE À SAUTER - CARDIO -

PROGRAMMES
PROGRESSIFS

EN FORME !

4 allée du Trait d'Union
77127 Lieusaint
Illustrations : Samuel Buquet
Graphisme : Nicolas Ocante
Packaging : Hakili design
Dépôt légal : 3e trimestre 2013